©2009 Silke Hofmann
Herstellung und Verlag
Books on Demand GmbH, Norderstedt
ISBN 978-3-8391-3872-4

Silke Hofmann

WÜSTENSAND

UND 1000 TRÄUME

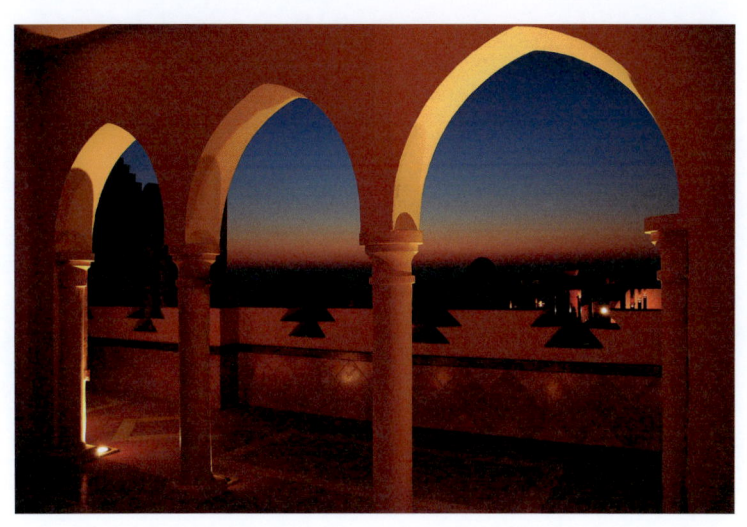

ENTSPANNUNGSGESCHICHTEN

1

Einleitung

Entspannung – wer braucht sie nicht?!
Dieses Buch richtet sich an alle, die sich entspannen möchten.
Kinder, Jugendliche und Erwachsene –
Die im Buch enthaltenen Geschichten und Fantasiereisen
sind für jede Altersgruppe sehr gut anwendbar.
Ob zu Hause, im Kindergarten, in Entspannungspraxen-
Dieses handliche Buch enthält leicht verständliche Texte.
Ob aus dem Alltag gegriffen, an orientalische Plätze entführt,
an die See, in die Berge –hier findet jeder seine
Lieblingsgeschichte zum Relaxen, Lauschen, Kraft tanken.

Ich wünsche Ihnen viel Freude mit diesem Buch

Ihre Silke Hofmann

ZEIT ZUM ENTSPANNEN BRAUCHT MAN
GERADE DANN, WENN MAN EIGENTLICH GAR
KEINE ZEIT DAFÜR HAT

INHALT

4

Wüstensand

Du befindest Dich mit einer Kamelkarawane mitten in der Wüste.
Um dich herum siehst Du, wie die Hitze flimmert.
Du spürst die Wärme am ganzen Körper.
Der warme Sand glitzert unter Dir.
Du sitzt auf einem Kamel, es trägt Dich geduldig.
Du spürst das Schaukeln und die gleichmäßige Bewegung des Tieres.
Du wirst angenehm müde und völlig entspannt.
In der Ferne erkennst du nun langsam die Oase, in der die nächste

Rast stattfinden wird.

Ihre Palmen leuchten in sattem Grün.

Bei Deiner Ankunft in der Oase reicht Dir jemand duftenden Tee.

Du genießt diesen Augenblick des Ankommens.

Du bist ganz ruhig und zufrieden.

Komme nun langsam mit Deiner Aufmerksamkeit wieder hierher zurück, dehne und strecke Dich wie nach einem langen und erholsamen Schlaf.

Öffne Deine Augen und setze Dich dann langsam in Deinem eigenen Tempo wieder auf.

Zauberteppich

Stell dir vor, Du sitzt auf einem
Zauberteppich.
Wenn Du ihn vorsichtig mit Deinen
Fingern berührst, erhebt er sich mit
dir in die Lüfte.
Langsam gleitet er mit dir in die
Höhe.
Höher und höher hinauf geht es.
Bald siehst Du die Welt von oben.
Du erkennst unter Dir die Häuser,
Straßen und Fahrzeuge.
Der Zauberteppich fliegt mit dir
weiter, immer weiter.
Nun erkennst Du Wälder, Wiesen

und Felder.
Du fliegst über Bäche und Flüsse.
Nun geht es über einen See.
Viele Segelboote kannst Du erkennen.
Du spürst den angenehm kühlen Wind in Deinem Gesicht.
Du genießt die Ruhe.
Der Teppich fliegt nun mit Dir zurück.
Über den See, die Flüsse und Bäche.
Die Felder, Wiesen und Wälder.
Die Fahrzeuge, Straßen und Häuser.
Er landet wieder sicher und Du bedankst Dich noch bei dem Zauberteppich, als er bereits wieder davon schwebt.

Komme nun langsam wieder mit Deiner Aufmerksamkeit hierher zurück, dehne und strecke Dich wie nach einem langen und erholsamen Schlaf.
Öffne Deine Augen und setze Dich dann langsam in Deinem eigenen Tempo wieder auf.

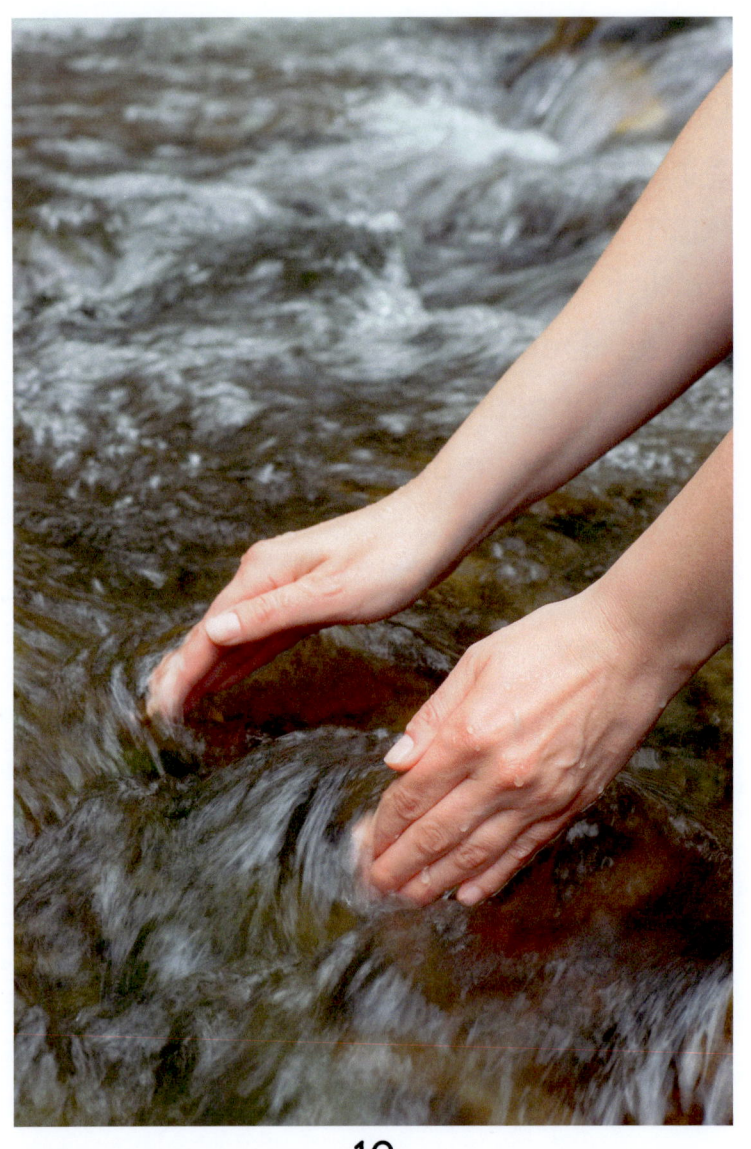

10

Gebirgsbach

Du bist auf einer Wanderung in den Bergen.
Vom Tal bist Du losgegangen.
Zu Beginn war der Weg noch fast gerade.
Langsam steigt er mehr und mehr an.
Mühsamer und langsamer kommst Du voran.
Deine Beine werden schwerer.
Vom Laufen wird Dir warm. Steiler und enger wird der Weg.
In der Ferne hörst Du ein wundersames Rauschen.
Du begibst Dich auf die Suche nach dessen Ursprung.

Du gehst um eine Biegung.
Du hörst das Rauschen immer deutlicher.
Auf einmal siehst Du ihn: Den Gebirgsbach.
Laut tosend fällt das Wasser vom Gletscher in die Tiefe hinab.
Staunend betrachtest Du dieses faszinierende Naturschauspiel.
Du spürst die kühle Luft.
Weiter unten ist der Gebirgsbach ruhiger und Du läufst zu einer Stelle, an der Du mit Deinen Händen einen Schluck eiskaltes Wasser entnimmst.
So erfrischt machst Du Dich nun wieder auf den Weg ins Tal.

Komme nun langsam mit Deiner Aufmerksamkeit wieder hierher zurück, dehne und strecke Dich wie nach einem langen und erholsamen Schlaf.
Öffne Deine Augen und setze Dich dann langsam in Deinem eigenen Tempo wieder auf.

Sonnenaufgang

Stell Dir vor, Du sitzt am frühen Morgen still auf einer Wiese.

Die Wiese ist noch ein wenig feucht vom Tau.

Über Dir zwitschern Vögel.

Du fröstelst ein wenig und schließt Deine Jacke ganz zu.

Du blickst Dich um, noch ist es dämmrig.

Doch langsam erkennst Du, wie sich hinter dem Berg die Sonne hervor zuschieben scheint. Stück für Stück siehst Du die Sonne immer mehr und immer deutlicher.

Bis sie schließlich ganz aufgegangen ist.

Du bist ganz gefangen von diesem Augenblick.

Du spürst die wärmenden Strahlen der noch zaghaften Morgensonne.

Sie bringt alle Tautropfen auf Deiner Wiese zum Glänzen und Glitzern.

Es ist ein wundervolles Gefühl von Freiheit.

Komme nun langsam mit Deiner Aufmerksamkeit wieder hierher zurück, dehne und strecke Dich wie nach einem langen und erholsamen Schlaf. Öffne Deine Augen und setze Dich dann langsam in Deinem eigenen Tempo wieder auf.

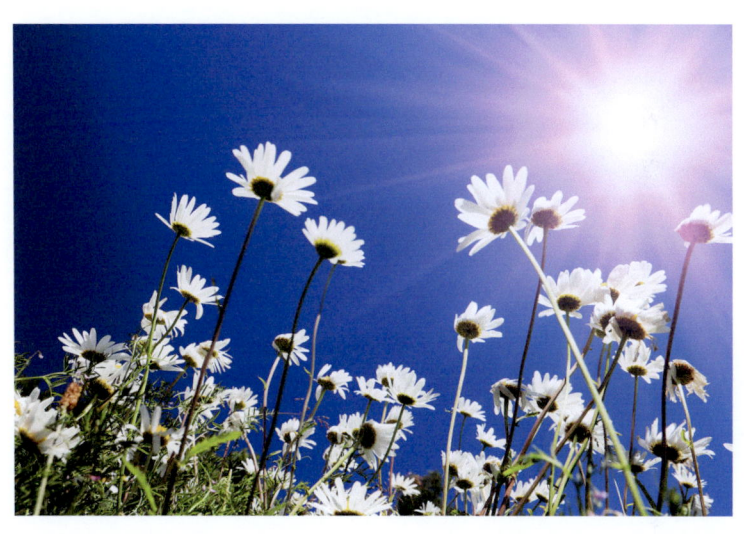

17

Am Ufer

Stell dir vor, Du sitzt an einem Ufer.
Male Dir Deinen Platz aus.
Bist Du allein oder mit Freunden?
Ist es an einem warmen Ort oder an einer stürmischen Küste?
Nun entdeckst Du zwei Boote, die aufs Meer hinausfahren. Du blickst ihnen nach, bis sie nur noch zwei winzige Punke sind.
Über dem Ufer kreisen Möwen.
Sie scheinen sich zu unterhalten. Vielleicht erzählen sie sich gerade, wo sie den leckersten Fisch gefangen haben oder wünschen sich einfach einen Guten Morgen?

Du streckst Deine Zehen vorsichtig ins Wasser.

Es fühlt sich kühl und sehr erfrischend an.

Du blickst zum Himmel.

Wolken ziehen langsam über Dir hinweg.

Sie spiegeln sich wunderbar im Wasser.

Das sanfte Wellenrauschen wirkt beruhigend auf Dich.

Du schließt die Augen und hörst nur noch dieses Auf und Ab der Wellen.

Nun ist es langsam an der Zeit wieder weiter zu gehen.

Du fühlst Dich leicht und gelassen.

Komme nun langsam mit Deiner Aufmerksamkeit wieder hierher

zurück, dehne und strecke Dich wie nach einem langen und erholsamen Schlaf. Öffne Deine Augen und setze Dich dann langsam in Deinem eigenen Tempo wieder auf.

Meer des Salzes

Mache es Dir ganz bequem.
Schließe die Augen.
Du bist am Meer des Salzes.
Atme tief ein und wieder aus.
Schmeckst Du den salzigen
Geschmack auf Deinen Lippen?
Du gehst ins Wasser und spürst, wie
es Dich trägt.
Du fühlst Dich ganz leicht.
Du genießt es, vom Wasser getragen
zu werden.
Du spürst die sanften Bewegungen
des Meeres.
Es wiegt Dich hin und her.

Du bist völlig entspannt.

Dein Blick ist nach oben gerichtet.

Die Sonne scheint auf Dich herab.

Du fängst die Sonnenstrahlen ein.

Dir ist ganz warm.

Du treibst langsam und sanft auf dem Meer des Salzes.

Du fühlst Dich völlig gelöst.

Komme nun langsam mit Deiner Aufmerksamkeit wieder hierher zurück, dehne und strecke Dich wie nach einem langen und erholsamen Schlaf.

Öffne Deine Augen und setze Dich dann langsam in Deinem eigenen Tempo wieder auf.

Spielende Kätzchen.

Stell Dir vor, Du siehst aus dem Fenster und erblickst im Gras 5 kleinen Kätzchen.
Wie alt sie wohl sein mögen?
Vielleicht 8, 10 oder 14 Wochen?
Jedes von Ihnen hat eine andere Farbe.
Ihr Fell sieht so weich und glänzend aus.
Nun gehst Du zu Ihnen hinaus.
Jetzt entdeckst Du ihre Mutter, die ganz in der Nähe unter einem Baum sitzt und Ihre Kleinen liebevoll beobachtet.
Du nimmst eines in Deine Hände.

Es fühlt sich wunderbar kuschelig und so klein und zart an.

Es kuschelt sich ganz nah an Dich und gibt Dir zu verstehen, dass es gestreichelt werden möchte.

Als Du es dann ganz sanft streichelst, hörst Du wie es zufrieden schnurrt.

Es siehst seine Geschwister am Boden und beginnt zu zappeln.

Du setzt es wieder ab.

Fröhlich springt es wieder zu seinen Spielkameraden.

Gemeinsam tollen Sie ausgelassen umher.

Es macht Spaß Ihnen zuzusehen.

Doch nun ruft Sie Ihre Mutter und gemeinsam gehen Sie wieder nach Hause zurück.

Komme nun langsam mit Deiner Aufmerksamkeit wieder hierher zurück, dehne und strecke Dich wie nach einem langen und erholsamen Schlaf. Öffne Deine Augen und setze Dich dann langsam in Deinem eigenen Tempo wieder auf.

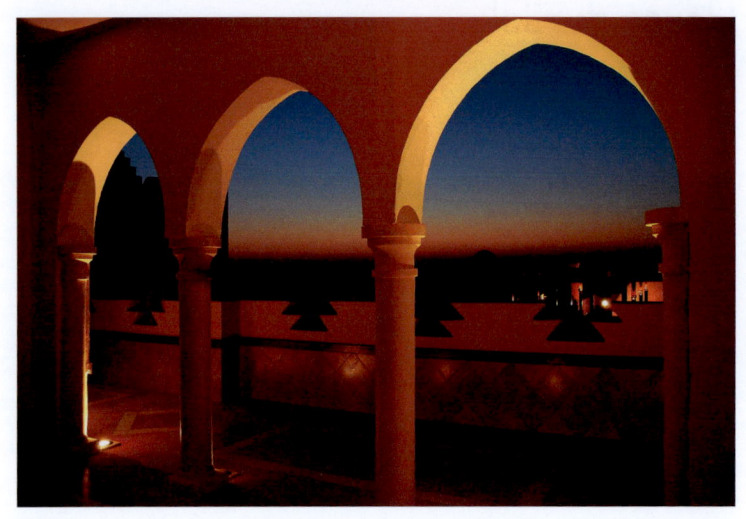

28

ORIENTALISCHER BAZAR

Stell Dir vor, Du befindest Dich mitten auf einem orientalischen Bazar.
Um Dich herum siehst du viele Menschen.
Sie unterhalten sich in einer Sprache, die Du nicht verstehst.
Und doch fühlst Du Dich hier wohl.
Vielleicht liegt es an den vielen wohlriechenden Düften, die von allen Seiten hergeweht werden.
Du atmest tief ein und saugst die kostbaren Düfte ein.
Du versuchst dabei herauszufinden, wonach es riecht.
Es ist wohl eine Mischung aus

süßlichem, schweren Parfum und kostbaren Gewürzen.

Du siehst Dich nun etwas näher um und entdeckst nicht weit von Dir entfernt ein kleines Lädchen.

Die Tür steht offen und Du gehst hinein.

Du siehst ganz viele gläserne Regale.

Auf diesen zerbrechlich wirkenden Regalen stehen unzählige Fläschchen, alle gefüllt mit den verschiedensten Parfumessenzen.

Jedes dieser kleinen Glasflakons möchtest Du Dir am liebsten ganz genau ansehen.

Eines reicht Dir der Verkäufer, der Deinem Blick gefolgt ist.

Du drehst es mit viel Gefühl vor

Deinen Augen hin und her.

Es leuchtet in tiefen Rottönen. Sein länglicher Verschluss ist wundervoll geschwungen.

Nun öffnet Dir der Bazarbesitzer den kostbaren Flakon und ein betörender Duft steigt Dir in die Nase.

Du möchtest gar nicht mehr aufhören, daran zu riechen.

Der Verkäufer nimmt den gläsernen Verschluss in seine Hand, dreht in um und streicht Dir mit der flachen Seite diesen Duft sanft auf Dein Handgelenk.

Du siehst dich weiter in diesem kleinen Geschäft um.

Es ist warm, doch die geöffnete Tür lässt ein wenig Luft herein.

In einer Ecke erkennst Du Gläser, die mit buntem Sand gefüllt sind.

Bei näherem Betrachten kannst Du Muster in den Gläsern entdecken.

In einem sind zwei kleine Kamele auf Wüstensand zu erkennen.

Ein anderes zeigt eine goldene Lampe, vielleicht ist es Aladins Wunderlampe?

Bevor Du das Geschäft verlässt, verhandelst Du um das Fläschchen mit dem herrlichen Duft.

Beim Verlassen hältst Du es mit einem Lächeln in Deinen Händen.

Nun stehst Du wieder inmitten des Bazars.

Deine Augen gewöhnen sich langsam wieder an das Sonnenlicht.

Du fühlst Dich leicht und Dir ist angenehm warm.

Gegenüber lockt Dich ein Verkaufsstand mit seinen herrlich bunten Gewürzen an.

Alle Gewürze sind fein säuberlich zu einer Pyramidenform aufgetürmt.

Es gibt sie in den verschiedensten Farben. Dunkelrote, hellgelbe, tiefbraune, orangefarbene,...

Intensiver Gewürzduft steigt in Deine Nase. Du verweilst ein wenig davor, nimmst die Farben in Dich auf ehe Du weiter gehst.

Du behältst diesen Duft und die Wärme in Deinen Gedanken.

Komme nun langsam mit Deiner Aufmerksamkeit wieder hierher zurück, dehne und strecke Dich wie nach einem langen und erholsamen Schlaf. Öffne Deine Augen und setze Dich dann langsam in Deinem eigenen Tempo wieder auf.

Schneeflöckchen

Es ist Winter geworden.
Du blickst zum Himmel hinauf und
erkennst graue Wolken, die sanft
über Dich hinweg ziehen.
Schneeflöckchen purzeln und wirbeln
aus der Wolke heraus.
Lustig tanzen sie am Himmel, bis sie
ganz sanft auf der Erde landen.
Du streckst Deine Hände aus und
versuchst die tanzenden Flöckchen
zu fangen.
Sie fühlen sich leicht an.
Wie kleine Sternchen sehen sie aus.
Sie glitzern ganz fein.
Sie schmelzen in Deiner warmen
Hand und werden zu Wasser.

Immer mehr und mehr Flocken wirbeln umher.

Du kannst den Wind und die Kälte an deinen Wangen fühlen.

Leichten Schrittes gehst Du nach Hause.

Im Haus blickst Du nach lange aus dem Fenster und siehst den lustigen Schneeflöckchen zu.

Dir ist wohlig warm.

Komme nun langsam mit Deiner Aufmerksamkeit wieder hierher zurück, dehne und strecke Dich wie nach einem langen und erholsamen Schlaf.

Öffne Deine Augen und setze Dich dann langsam in Deinem eigenen Tempo wieder auf.

Auf der Wiese

Stell Dir vor, Du liegst auf einer saftigen, grünen Wiese.
Um Dich herum nur Gras, Blumen und in der Ferne ein Wald.
Du legst Dich auf den angenehm warmen Boden.
Du spürst, wie Dich Grashalme sanft kitzeln.
Ein Schmetterling fliegt ganz nah an Deinem Gesicht vorbei.
Es duftet nach Blumen und Sommer.
Du streckst Dich ganz wohlig aus.
Du bist ganz entspannt.
Du spürst, wie der Wind Dich sanft streichelt.
Atme ganz tief ein und wieder aus.

Du hörst Vögel zwitschern.

Nun schließt Du die Augen.

Du siehst wunderbare, leuchtend helle Farben vor Deinen Augen vorbeiziehen.

Du bist ganz entspannt und glücklich.

Du träumst von einem Freund.

Er läuft auf Dich zu und nimmt Dich bei der Hand.

Gemeinsam wandert Ihr über die bunte Wiese.

Ihr legt Euch lachend unter einen großen Baum.

Langsam öffnest Du Deine Augen wieder und denkst noch an Deinen schönen Traum mit Deinem Freund.

Dir ist ganz warm und wohlig zumute.

Strecke Dich wie nach einem langen Schlaf.

Komme dann langsam wieder hierher zurück und setze Dich in Deinem eigenen Tempo wieder auf.

Frühlingserwachen

Stell Dir vor, Du gehst spazieren.
Noch vor wenigen Tagen lag hier überall Schnee.
Nun ist er langsam weg geschmolzen und kleine Rinnsale laufen über die Gehwege.
Die Luft riecht nach Frühling.
Du kommst an einem Garten vorbei, in dem Du die ersten bunten Frühlingsblumen aus der Erde sprießen siehst.
Die Luft ist erfüllt von vielen Vogelstimmen.
Lustiges Gezwitscher dringt an Dein Ohr.
Langsam schlenderst Du weiter und

genießt die Frühlingsstimmung, die in der Luft liegt.

Alle Menschen, denen du begegnest lächeln Dir freundlich zu.

Du lächelst zurück und fühlst dich glücklich und zufrieden.

Jetzt bist Du wieder zu Hause angekommen.

Du setzt Dich noch auf die Bank vor dem Haus und atmest tief ein und wieder aus.

Du tankst Kraft und fühlst Dich voller Energie.

Komme nun langsam mit Deiner Aufmerksamkeit wieder hierher zurück, dehne und strecke Dich wie nach einem langen und erholsamen Schlaf.

Öffne Deine Augen und setze Dich dann langsam in Deinem eigenen Tempo wieder auf.

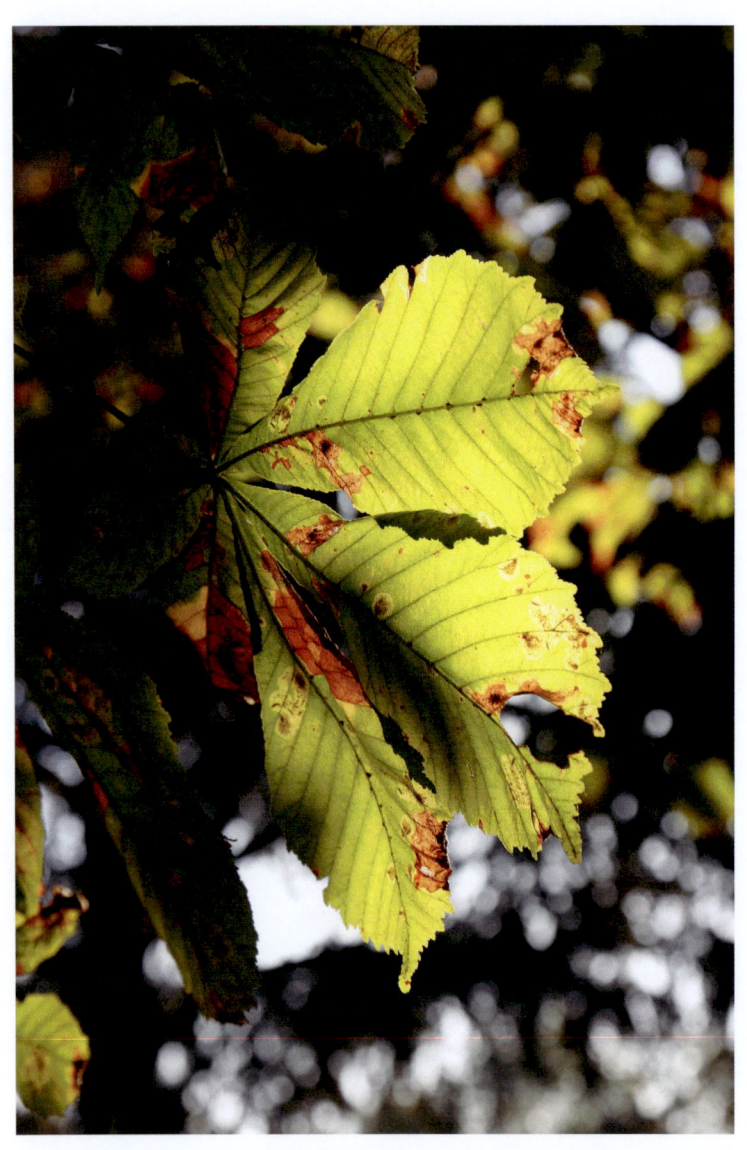

44

Der Kastanienbaum

Stell Dir vor, du liegst unter einem Kastanienbaum.
Über Dir siehst du seine mächtige Krone, seine vielen Zweige.
Wie alt er wohl sein mag?
Was er schon alles gesehen und erlebt hat?
Bei näherem Betrachten fallen Dir nun seine unzähligen, stacheligen Kugeln auf.
Es wird wohl noch ein paar Tage dauern, bis sie endlich reif sind.
Du malst Dir in Gedanken aus, wie sehr sich alle Kinder freuen, wenn die Kastanien aus Ihrer Schale

herauspurzelnd zur Erde fallen.

Du bist ganz entspannt.

Du fühlst Dich geborgen und sicher unter diesem großen und starken Baum.

Du genießt die Ruhe und Kraft, die er ausstrahlt.

Du spürst, wie Dich ein leichter Wind sanft streift.

Hoppla, gerade fällt eine Kastanie direkt auf Deinen Bauch.

Du nimmst sie in die Hand.

Wie fühlt sie sich an?

Ist sie angenehm kühl und wunderschön glatt?

Du genießt dieses entspannte Gefühl unter dem Kastanienbaum.

Komme nun langsam mit Deiner

Aufmerksamkeit wieder hierher zurück, dehne und strecke Dich wie nach einem langen und erholsamen Schlaf. Öffne Deine Augen und setze Dich dann langsam in Deinem eigenen Tempo wieder auf.

Weihnachtsduft

Lege oder setze dich ganz bequem hin.

Schließe jetzt Deine Augen oder aber erst dann, wenn du das Bedürfnis dazu hast.

Lasse Dich ein auf eine Fantasiereise zu einem Weihnachtsmarkt.

Durch ein liebevoll geschmücktes Tor gelangst Du auf den Markt.

Überall sind Stände zu sehen. Du schlenderst durch die Gassen und betrachtest alles in Ruhe.

Hier gibt es Glaskugeln, selbst gestrickte Söckchen, Holzbasteleien, Keramiken, Lichtbögen, Krippen

mit dazugehörigen Figuren und unzählige weihnachtliche Dinge mehr.
An einer Bude drängen sich Kinder.
Sie kaufen Mandeln, Zuckerwatte, Lebkuchenherzen, Zuckerstangen.
In der Mitte des Platzes ist eine lebende Krippe aufgebaut.
Der Ochse und der Esel liegen ruhig und geduldig im Stall auf ihrem Stroh.
Die vielen kleinen Schäfchen stehen ganz in ihrer Nähe und blöken leise vor sich hin.
Durch den Holzzaun hindurch kann man sie streicheln.
Ihr Fell ist dick und ganz warm.
In der Nähe wird Glühwein ausgeschenkt.

Sein Duft erfüllt den Markt.

Du bist zufrieden und Dir ist ganz warm ums Herz.

Komme nun langsam mit Deiner Aufmerksamkeit wieder hierher zurück, dehne und strecke Dich wie nach einem langen und erholsamen Schlaf.

Öffne Deine Augen und setze Dich dann langsam in Deinem eigenen Tempo wieder auf.

Sternenhimmel

Lege Dich ganz bequem hin.
Schließe Deine Augen.
Stell Dir vor, Du liegst unter einem gläsernen Dach.
Du bist hier geschützt vor Wind, Kälte und Regen.
Dir ist ganz warm.
Du fühlst Dich sicher und geborgen.
Durch das gläserne Dach hindurch kannst Du über Dir den nächtlichen Sternenhimmel erkennen.
Unzählig viele Sterne glitzern und leuchten um die Wette.
Du siehst kleine, sanft schimmernde Sterne.

Du erblickst einen großen, strahlenden Stern.

Du stellst dir vor, wie Du auf seinen Rücken kletterst und mit ihm gemeinsam durch den Nachthimmel fliegst.

Du fühlst Dich frei und unendlich leicht. Langsam kehrst Du wieder zurück unter das gläserne Dach.

Du fühlst dich entspannt und glücklich. Komme nun langsam mit Deiner Aufmerksamkeit wieder hierher zurück, dehne und strecke Dich wie nach einem langen und erholsamen Schlaf.

Öffne Deine Augen und setze Dich dann langsam in Deinem eigenen Tempo wieder auf.

Oase „Träume wohl"

Ich möchte Dich auf eine Traumreise mitnehmen.
Sie entführt Dich in eine Oase.
Male Dir Deine Oase ganz nach Deinen Wünschen und Vorstellungen aus.
Sind in ihr viele Palmen?
Hört man Wasser plätschern? Vögel singen?
Sieht man Falken in der Nähe kreisen?
Orientalisch gekleidete Frauen an einem Brunnen?
Vielleicht tragen sie Krüge mit Wasser? Male Dir Deine Oase in allen Farben Deiner Fantasie in aller Ruhe aus…

Sie hat auch einen Namen-Sie heißt „OASE TRÄUMEWOHL".
Suche Dir eine Palme aus und lege Dich darunter.
Du spürst den feinen, warmen Sand.
Dir ist angenehm warm.
Deine Hände fassen den herrlichen Sand an und Du lässt ihn durch Deine Finger gleiten.
Du schließt die Augen und träumst...
Du bist ganz entspannt.
Komme nun langsam mit Deiner Aufmerksamkeit wieder hierher zurück, dehne und strecke Dich wie nach einem langen und erholsamen Schlaf. Öffne langsam wieder Deine Augen und setze Dich dann in Deinem eigenen Tempo wieder auf.

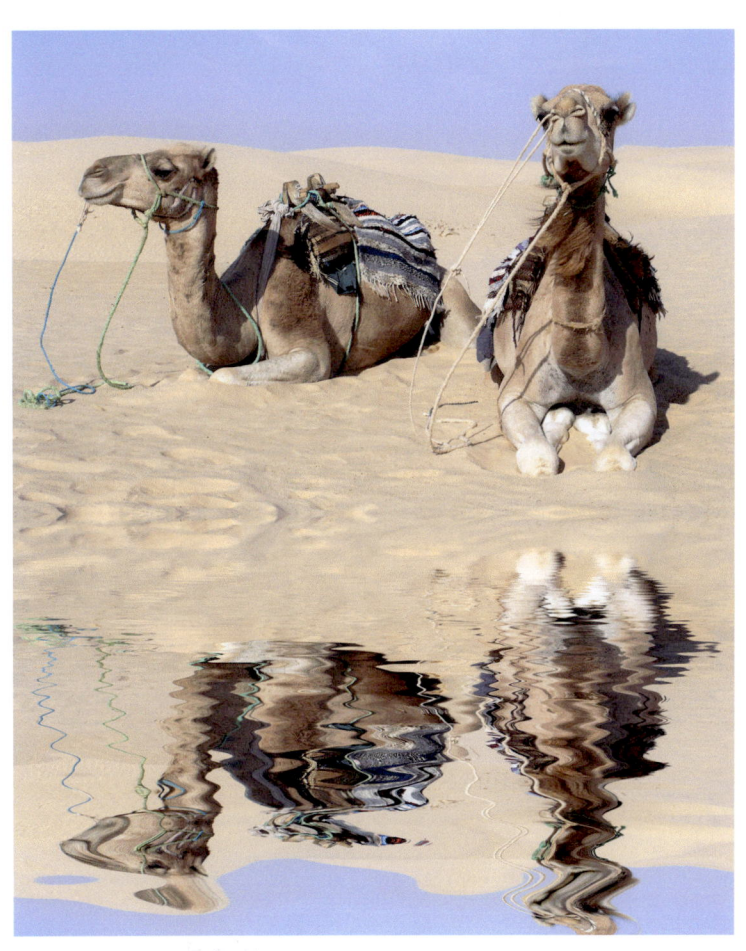